Tanaman Herbal & Buah
Yang Berkhasiat Untuk Menyembuhkan Sakit Gigi

(Toothaches)

Secara Alami

by

Jannah Firdaus Mediapro

2021

Prolog

Ada pribahasa mengatakan sakit gigi lebih sakit daripada sakit hati. Sakit gigi memang membuat kita kelimpungan atau susah. Sakit gigi membuat kita susah makan. Ujung-ujungnya kita jadi kelaparan. Apalagi sakit gigi membuat kita merasa tidak nyaman, karena gigi yang sakit berkedut-kedut. Mau makan susah, mau minum pun susah. Sakit gigi memang seringkali membuat mood seseorang jadi buruk. Malah kadang yang mengalami sakit gigi sampai menangis karena tidak betah dengan sakit yang dialami.

Sakit gigi sering disebabkan oleh gigi berlubang. Bisa juga ketika gigi hendak tanggal, hal yang biasa terjadi pada anak-anak yang dalam masa berganti gigi susu ke gigi dewasa. Gigi berlubang memang dapat dialami oleh siapa saja, baik anak-anak maupun dewasa hingga lansia. Banyak faktor yang dapat menyebabkan gigi berlubang.

Mengalami sakit gigi memang tidak mengenakkan, apalagi jika gigi sudah berlubang dan sampai harus dicabut. Namun sebelum itu terjadi, ketika sudah terdapat tanda-tanda gigi ngilu, berkedut-kedut, segera atasi. Cara mengobati sakit gigi bisa langsung menuju dokter gigi atau Anda dapat mencoba cara mengobati sakit gigi secara alami menggunakan berbagai tumbuhan herbal dan buah sayuran ciptaan Tuhan Semesta Alam.

1. Garam

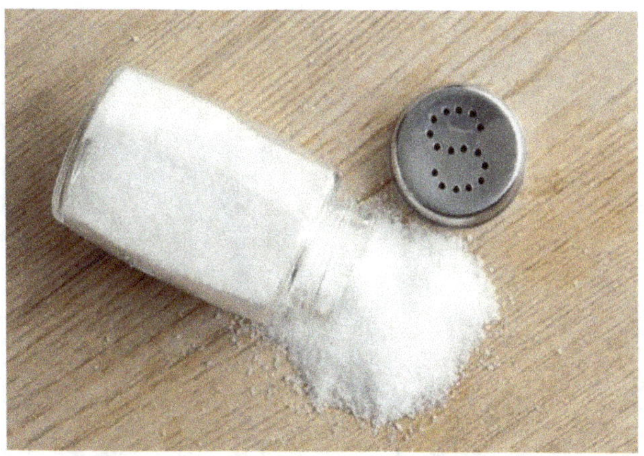

Garam dapat digunakan sebagai mengobati sakit gigi yang mujarab. Sodium yang tinggi dapat membasmi bakteri penyebab gigi berlubang. Garam menjadi antiseptic alami bau kesehatan mulut Anda.

Masukkan 2 sdm garam ke dalam segelas air hangat. Aduk hingga larut. Gunakan sebagai obat kumur setiap kali Anda selesai sikat gigi agar bakteri dapat dibasmi sampai bersih.

2. Lemon

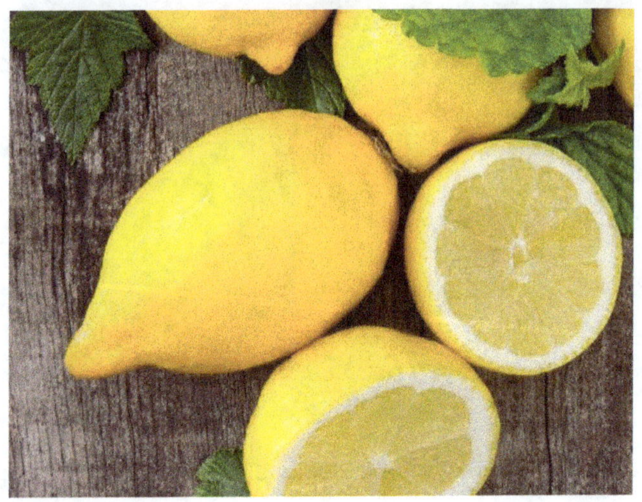

Asam dalam lemon berfungsi sebagai alkali alami agar kadar pH dalam mulut seimbang. Selain lemon juga merupakan antibakteri yang efektif untuk membasmi bakteri penyebab gigi berlubang.

Peras 1 buah lemon, masukkan dalam segelas air hangat. Gunakan untuk berkumur 3 kali sehari agar bakteri benar-benar hilang.

3. Jeruk Nipis

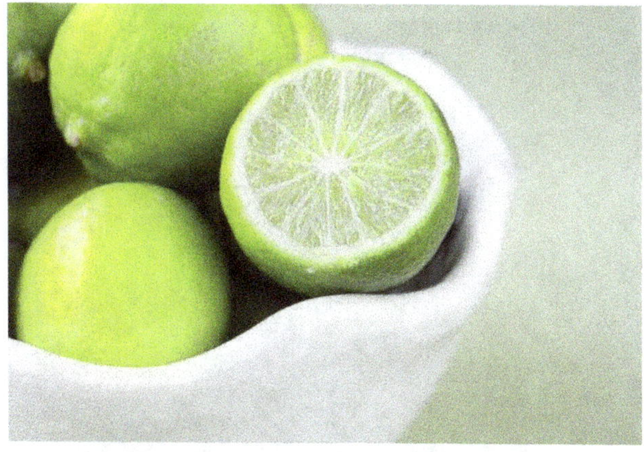

Sama halnya dengan lemon, jeruk nipis juga efektif untuk membasmi bakteri dalam mulut sehingga kesehatan mulut terjaga.

Peras 2 buah jeruk nipis, campurkan dengan segelas air hangat lalu gunakan untuk berkumur.

4. Daun Jambu Biji

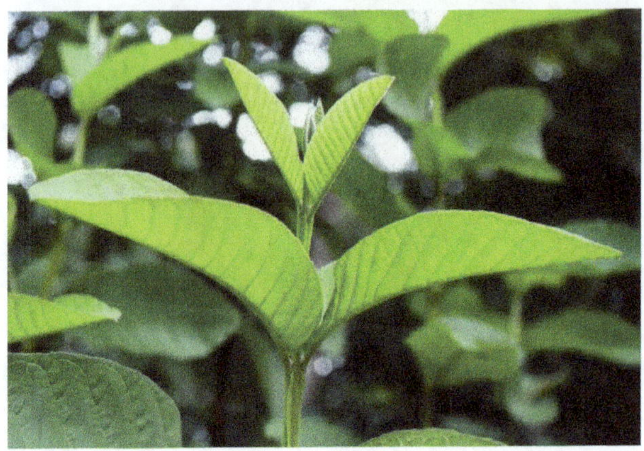

Daun jambu biji juga ternyata berguna sebagai antibakteri yang berguna untuk menjaga kesehatan mulut.

Selain itu daun jambu efektif sebagai cara mengobati sakit gigi karena mempunyai antibakteri, antiiflamasi, dan analgesi yang kuat.

Yang perlu Anda lakukan hanya menguyah jambu biji. Atau merebus daun jambu biji dengan segelas air kemudian gunakan untuk berkumur.

5. Daun Sirih

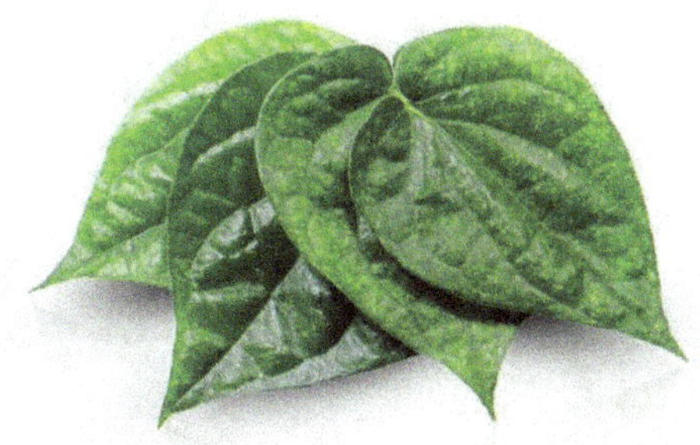

Daun sirih merupakan resep tradisional sejak jaman nenek moyang yang terbukti ampuh sebagai cara mengobati sakit gigi. Apakah Anda pernah melihat nenek atau kakek Anda menguyah sesuatu hingga mulutnya berwarna merah.

Yang mereka kunyah adalah daun sirih. Daun sirih berguna sebagai penguat gigi, menghentikan pendarahan pada gusi, menghilangkan bau mulut, dan juga sebagai antiseptik alami.

Anda bisa menggunakannya dengan cara dikunyah atau merebusnya kemudian digunakan untuk berkumur.

6. Jahe

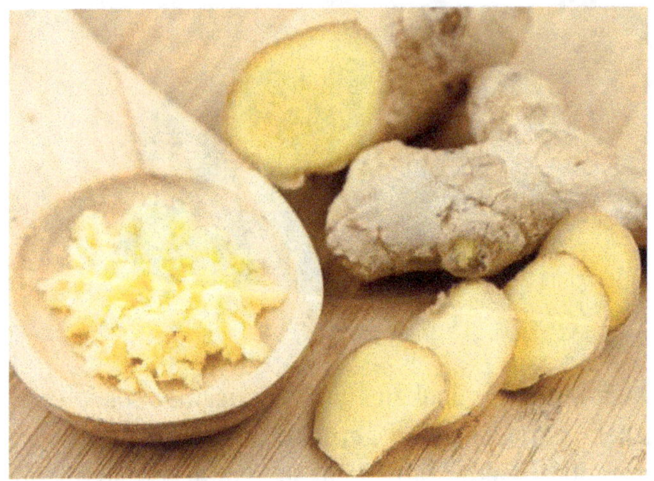

Ada kandungan antibakteri yang berfungsi memberangus bakteri dalam mulut. Caranya adalah dengan memarut 1 buah jahe.

Kemudian peras airnya. Gunakan air perasan jahe untuk berkumur-kumur selama 1 menit.

7. Belimbing Wuluh

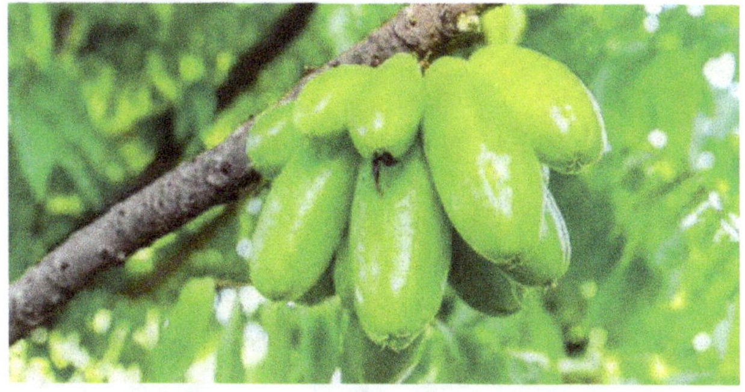

Rasa asam dalam belimbing wuluh berguna sebagai antibakteri yang tentu saja efektif dalam membasmi bakteri dalam mulut Anda.

Caranya adalah dengan menumbuk halus 2 biji belimbing wuluh yang belum matang. Tumbukan belimbing wuluh ini kemudian oleskan pada bagian gigi yang sakit.

8. Cengkeh

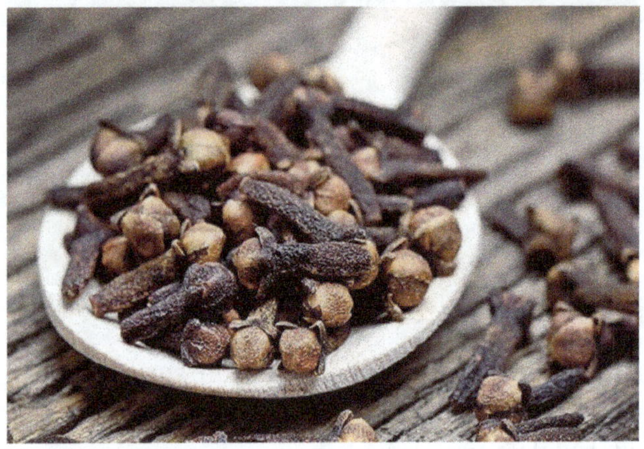

Cengkeh juga satu dari banyak bahan alami yang dapat mengobati sakit gigi.

Caranya adalah dengan menumbuk halus cengkeh kemudian tempelkan pada gigi yang sakit.

9. Bawang Merah

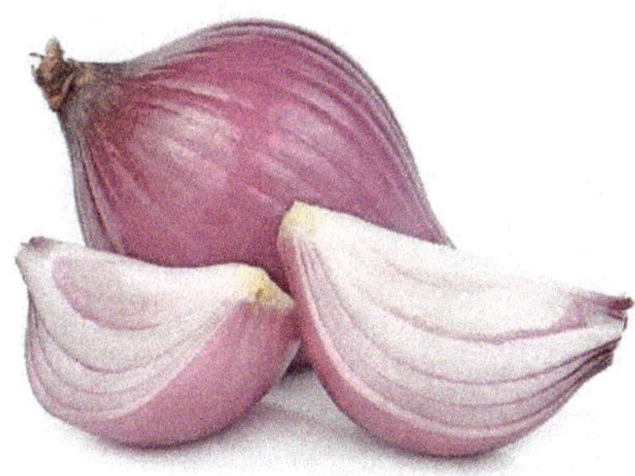

Bawang merah mengandung antiseptic alami yang efektif membunuh kuman.

Caranya adalah dengan menumbuk halus 1 siung bawang merah dengan ¼ sdt garam lalu tempelkan pada gigi yang sakit.

10. Bawang Putih

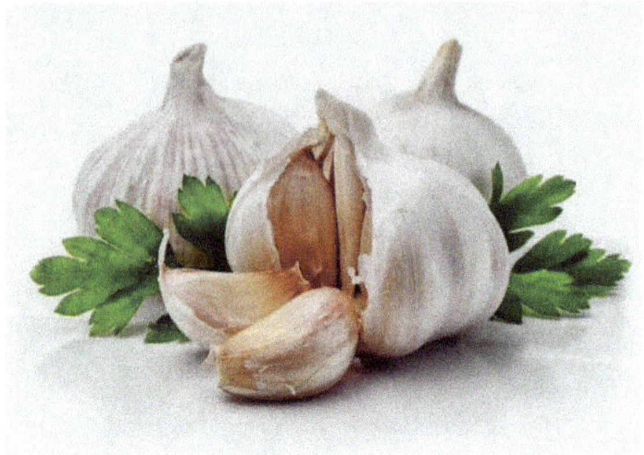

Bawang putih sama dengan bawang merah berguna sebagai antiseptic alami.

Caranya adalah dengan menumbuk halus 1 siung bawang putih dengan ¼ sdt garam lalu tempelkan pada gigi yang sakit.

11. Daun Serai

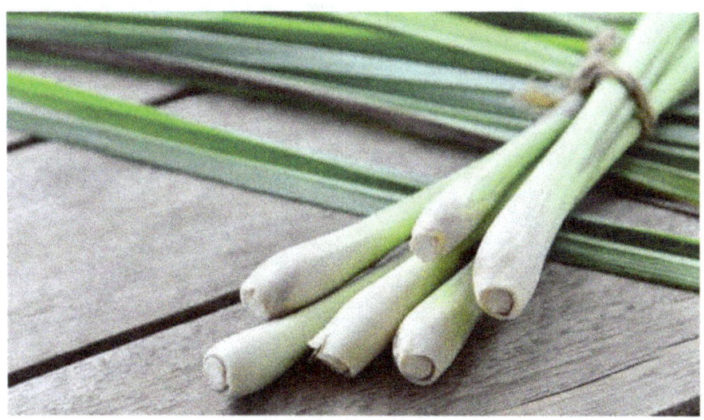

Serai dapat digunakan sebagai cara mengobati sakit gigi yang alami. Selain itu seraii juga dapat digunakan untuk mencegah pembengkakan gusi.

Caranya dengan merebus 2 tangkai serai dengan segelas air. Lalu biarkan hingga air berkurang. Kemudian gunakan untuk berkumur

12. Air Kelapa

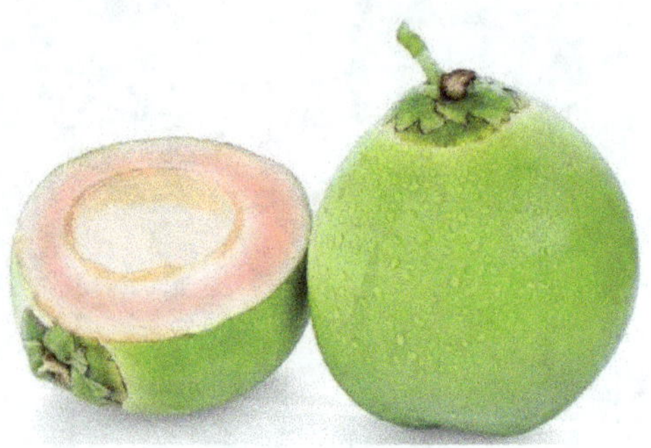

Air kelapa juga berguna sebagai antiseptic alami. Berkumurlah dengan menggunakan air kelapa alami setiap sesudah menggosok gigi 3 kali setiap hari.

13. Asam Jawa

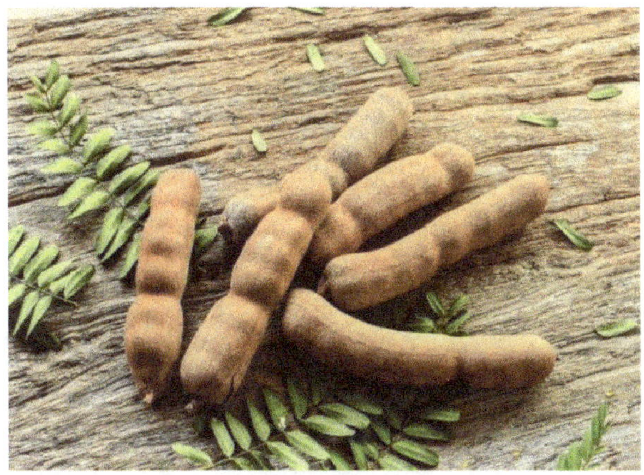

Asam jawa juga merupakan salah satu bahan alami berikutnya yang bisa digunakan sebagai antiseptic alami.

Caranya adalah dengan menyangrai biji asam jawa lalu tempelkan pada gigi yang sakit

14. Getah Daun Jarak

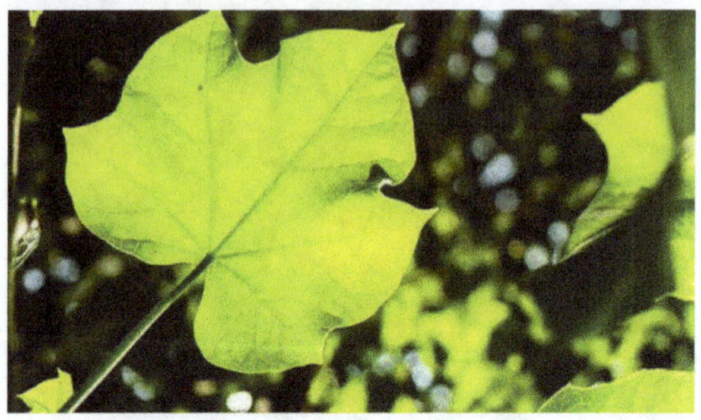

Getah jarak mengandung antiseptic, antibakteri, dan antibiotik yang tinggi. Caranya adalah dengan meneteskan getah jarak pada gigi yang sakit.

Getah Daun Jarak mengandung antiseptic, antibakteri, dan antibiotik yang tinggi. Caranya adalah dengan meneteskan getah jarak pada gigi yang sakit.

15. Merica

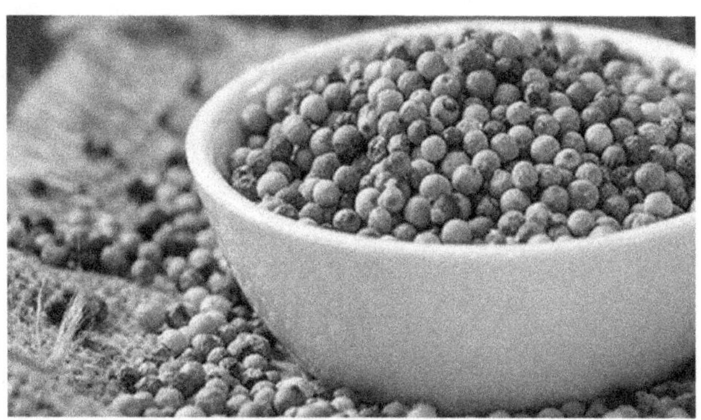

Merica berguna sebagai cara mengobati sakit gigi karena mengandung antibakteri, anti-inflamasi, dan analgesik properti. Caranya adalah dengan mencampur merica dan garam, tuang sedikit air hingga berbentuk pasta, lalu oleskan pada gigi yang sakit.

16. Jus Rumput Gandum

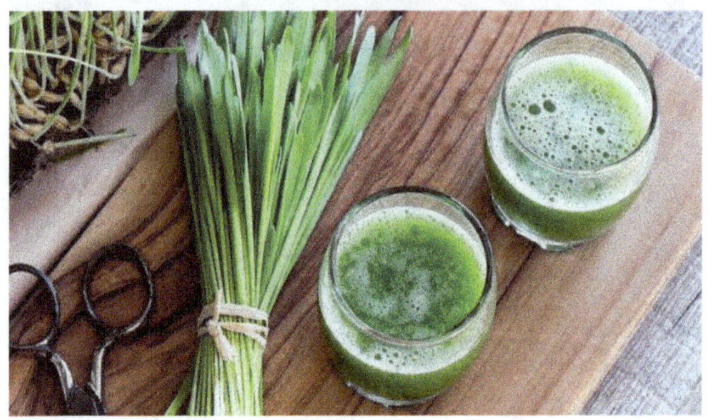

Rumput gandum memiliki sifat antibakteri alami yang dapat membantu melawan kerusakan gigi dan meredakan sakit gigi.

Langkah-langkah membuat obat sakit gigi alami menggunakan jus rumput gandum, Ambil segelas jus rumput gandum, lalu gunakan jus tersebut sebagai obat kumur.

Jika Anda suka, maka Anda juga dapat mengunyah rumput gandum. Lakukan terus pengobatan tersebut secara berulang untuk menyerap racun dari gusi, mengurangi pertumbuhan bakteri, dan mencegah terjadinya infeksi.

17. Ekstrak Vanili

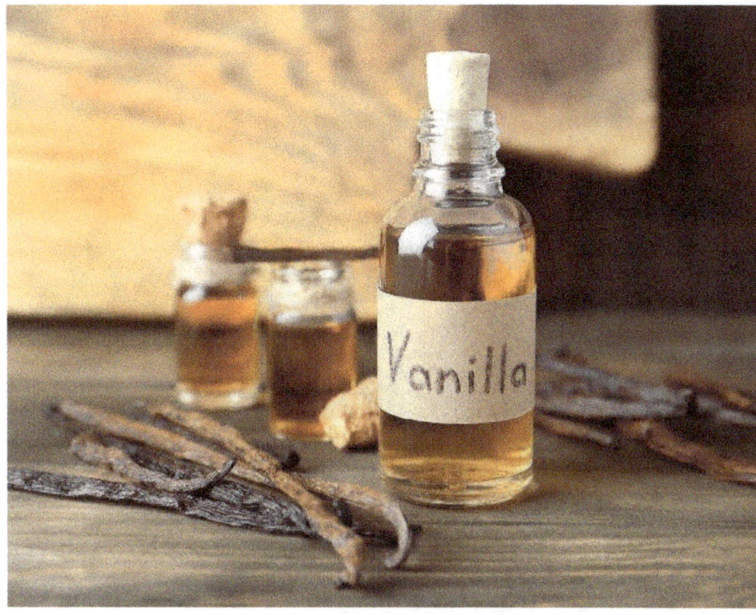

Ekstrak vanili adalah obat sakit gigi alami yang sudah banyak dikenal. Selain itu, ekstrak vanili juga dapat memberikan efek tenang pada gigi yang sakit.

Proses pengobatan alami dengan ekstrak vanili adalah sebagai berikut. Celupkan kapas ke dalam ekstrak vanili, lalu oleskan pada daerah yang gigi yang sakit.

Lakukan ini beberapa kali dalam sehari sampai gigi Anda terasa lebih baik.

18. Asafetida

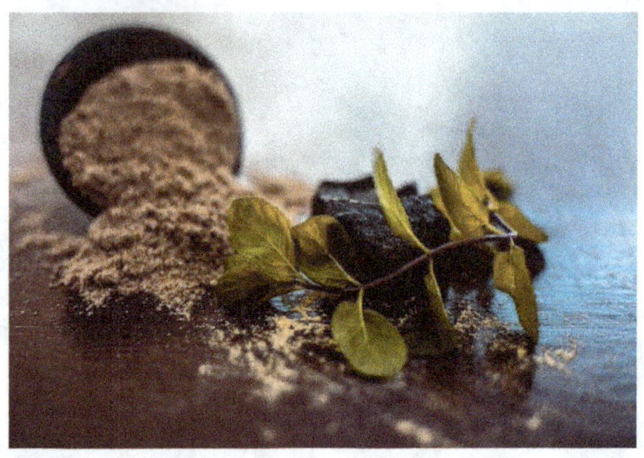

Asafetida adalah sejenis tanaman yang biasa digunakan untuk masakan India, seperti kare. Asafetida juga dapat digunakan sebagai obat sakit gigi atau gusi berdarah. Cara menggunakan Asafetida sebagai obat sakit gigi alami, yaitu

Campurkan satu setengah sendok teh bubuk asafetida dengan dua sendok teh jus lemon hangat. Setelah itu, sentuh campuran tersebut dengan kapas dan tempelkan pada gigi yang sakit.

Hal tersebut akan cepat meredakan rasa sakit. Agar lebih cepat reda, Anda juga dapat menggoreng asafetida dengan mentega, kemudian diletakkan pada gigi yang sakit.

Author Bio

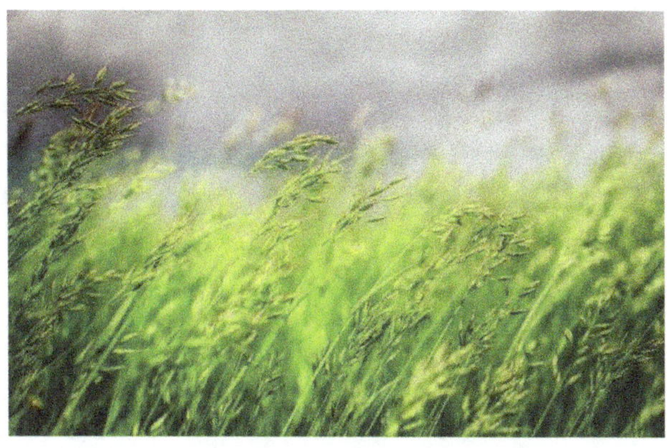

"And give good tidings to those who believe and do righteous deeds that they will have gardens in Jannah Paradise beneath which rivers flow.

Whenever they are provided with a provision of fruit therefrom, they will say, 'This is what we were provided with before.' And it is given to them in likeness.

And they will have therein purified spouses, and they will abide therein eternally."

(The Noble Quran 2:25)